DOCTEUR A. L. CHALBT

de la Faculté de Médecine de Paris

DE

L'ORGANISATION SOCIALE
DU
TRAITEMENT DE LA SYPHILIS

PARIS

SJŒSTEDT, D'ASTE & Cᵉ, EDITEURS

1 & 3, *Place Boulnois*

1922

Docteur A.-L. CHALET
*Ex-Interne provisoire des Hôpitaux de Paris
et de l'Hôpital Saint-Louis.
Ex-Interne de l'Hospice-Sanatorium de Brévannes.
Ex-Interne de l'Infirmerie spéciale de Saint-Lazare
et du Dispensaire de Salubrité de la Préfecture
de Police.*

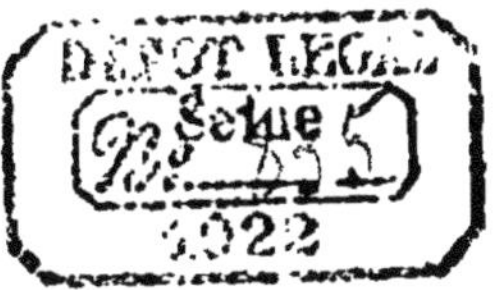

DE

L'ORGANISATION SOCIALE

DU

TRAITEMENT DE LA SYPHILIS

A mes parents.

A ma famille et à mes amis.

A notre Président de Thèse

> M. le Professeur Léon BERNARD
Professeur d'Hygiène à la Faculté de Médecine de
Paris, Médecin de l'Hôpital Laennec et du Dispensaire Léon-Bourgeois, Membre de l'Académie
de Médecine.

Hommage de notre respectueux dévouement pour
le grand honneur qu'il nous a fait en acceptant de
présider cette thèse.

> A notre Maître, M. le Docteur QUEYRAT
> Médecin de l'Hôpital Cochin

qui a bien voulu nous inspirer le sujet de cette
thèse et qui nous a guidé de ses conseils et de sa
sympathie dans notre carrière médicale. Au Maître
aimé de tous qui, dès nos premiers jours d'études,
nous enseigna la Dermatologie, nous sommes heureux d'offrir ce modeste témoignage de notre reconnaissance.

> A notre Maître, M. le Docteur HUDELO
> Médecin de l'Hôpital Saint-Louis

Nous lui devons une grande part de nos connaissances dermato-vénéréologiques et c'est comme in-

terne de son service que nous avons pu apprécier
l'importance sociale des Dispensaires. Nous avons
reçu, en maintes circonstances, des preuves de sa
bienveillante sympathie. Qu'il veuille bien accepter
ici l'assurance de notre meilleure gratitude.

A nos Maîtres de Saint-Lazare

M. le Docteur POUPARDIN

Chirurgien de Saint-Lazare

Nous lui devons d'excellentes notions de pratique
médico-chirurgicale et sommes heureux de lui dire
notre reconnaissance pour le bienveillant intérêt
qu'il nous porte.

M. le Docteur CLEMENT-SIMON

Médecin de Saint-Lazare

Avec tous nos remerciements pour son remarqua-
ble enseignement et l'amabilité avec laquelle il a
mis à notre disposition ses documents personnels.

A nos Maîtres dans les Hôpitaux

M. le Docteur QUEYRAT : Hôpital Cochin, 1908.

M. le Docteur Louis RENON : Hôpital de la Pitié,
1908.

M. le Professeur WIDAL : Hôpital Cochin, 1908.

A notre Maître, M. le Docteur AUBERTIN

Médecin de l'Hospice de Brévannes

Avec nos sincères remerciements pour l'affectueux intérêt qu'il nous a toujours témoigné et pour l'excellent enseignement clinique qu'il nous a donné.

EXTERNAT

M. le Docteur JALAGUIER : Hospice des Enfants-Assistés, 1908.

M. le Docteur GASTOU : Laboratoire central de l'Hôpital Saint-Louis, 1909.

M. le Docteur BALZER : Hôpital Saint-Louis, 1910.

M. le Docteur WIART : Hôpital Saint-Antoine, 1912.

M. le Professeur agrégé DEMELIN, Accoucheur : Hôpital Saint-Louis, 1913.

M. le Docteur SAINTON : Hôpital Lariboisière, 1914.

INTERNAT DE L'ASSISTANCE PUBLIQUE

M. le Docteur R. MARIE : Service des Enfants, Hospice de Brévannes, 1914.

M. le Docteur AUBERTIN : Service de Médecine générale, 1919.

M. le Professeur agrégé BAUDOUIN : Sanatorium de Brévannes, 1919.

INTERNAT PROVISOIRE DES HOPITAUX

M. le Docteur HUDELO: Médecin de l'Hôpital Saint-Louis, 1919-1920.

M. le Professeur agrégé LERI : Médecin de l'Hôpital Cochin, 1920.

———✳———

DE L'ORGANISATION SOCIALE
DU TRAITEMENT DE LA SYPHILIS

PRÉLIMINAIRES

La guerre européenne, avec les mouvements d'armées et le brassage de populations qu'elle a occasionnées, le relâchement général des mœurs qui l'ont suivie, a entraîné une augmentation considérable de la fréquence des maladies vénériennes. Dès 1916, on signalait la recrudescence de la syphilis dans les consultations des hôpitaux. Les causes provocatrices de cette véritable épidémie n'ont que partiellement disparu avec le rétablissement de la paix et la nécessité d'une lutte antivénérienne active reste plus évidente que jamais.

Depuis longtemps, d'ailleurs, on s'est préoccupé de généraliser un traitement méthodique des maladies sociales, et c'est dans ce but qu'on annexe des dispensaires antivénériens aux hôpitaux des grandes villes. Il n'est que juste de signaler que les promoteurs de cette idée, en France, furent le Professeur Fournier et M. le Docteur Queyrat.

Le perfectionnement des moyens thérapeutiques est, depuis 1910, venu s'opposer heureusement à l'extension nouvelle de la syphilis. Pendant la guerre, dès 1916, une organisation méthodique de traitement fut créée aux armées, tandis que, parallèlement, dans les villes de l'arrière, la lutte s'organisait sous la direction du Service de santé militaire, du corps médical des Hôpitaux et de praticiens dévoués.

Il est regrettable que lors de la démobilisation

aucune organisation de paix ne soit venu succéder aux créations du temps de guerre. Les services évidents rendus par celles-ci, la fréquence toujours grande de la syphilis, légitiment l'action menée en faveur d'une organisation méthodique de lutte antivénérienne étendue à toute la France. C'est à cette idée maîtresse, défendue avec éclat et ténacité par nombre d'esprits distingués, que ce travail apporte une modeste contribution.

Notre étude, d'ailleurs, se borne à ce point déterminé de la question. Ecartant tout ce qui a trait à la prophylaxie morale de la syphilis, nous étudierons uniquement la mise en œuvre d'une organisation sociale en vue de l'application d'une méthode pratique de traitement de la syphilis. Cette maladie étant d'autant plus rapidement curable que son traitement est mis en œuvre plus tôt, il n'est que juste d'indiquer dans ces préliminaires l'importance du diagnostic précoce de la syphilis.

Nous ne saurions nous étendre sur les divers aspects cliniques de la syphilis cutanée et muqueuse ; d'excellentes descriptions en sont faites dans tous les ouvrages de vénéréologie. Qu'il nous suffise de signaler la fréquence avec laquelle les lésions syphilitiques revêtent des aspects atypiques, soit du fait de leur siège ou de leur évolution, soit à cause des topiques divers appliqués avant la visite du médecin. On ne saurait donc, devant une lésion suspecte, éliminer la syphilis en raison de la non-conformité de l'aspect avec les descriptions classiques. C'est dans pareille occurrence qu'il faut, sans hésitation, recourir aux méthodes de laboratoire : examen à l'ultra-microscope et recherche du tréponème sur frottis, s'il s'agit d'ulcérations suspectes ; réaction de Wassermann et de Hecht dans tous les cas.

Aussi bien l'enjeu en vaut la peine. Nous savons aujourd'hui que les délais de guérison sont considérablement restreints chez un malade traité dès les premiers jours de l'apparition de son chancre. Nous connaissons, d'autre part, la rapidité avec laquelle le traitement par les arsénobenzols fait disparaître des lésions les agents contagieux, réalisant ainsi la meilleure méthode de prophylaxie sociale. Enfin, la notion bien mise en évidence par les travaux modernes de la lenteur de généralisation de la syphilis aboutit à des conséquences de haute valeur pour le traitement précoce de cette maladie — une conséquence clinique : existence d'une période d'inoculabilité du chancre au porteur de cette lésion; une conséquence biologique : **négativité des** réactions de Wassermann et de Hecht jusqu'au vingtième jour environ après l'apparition du chancre.

Une conclusion thérapeutique : possibilité de guérison complète de la syphilis prise à la période d'inoculabilité du chancre et de négativité de la séro-réaction.

Il est donc possible aujourd'hui de parler de guérison de la syphilis. Mais pour réaliser le plus souvent possible les conditions nécessaires au succès, il convient de vulgariser et de mettre à la portée de toutes les classes sociales des organismes nombreux et bien outillés de lutte antisyphilitique. Cette idée trouve son expression la plus heureuse dans la création de dispensaires de prophylaxie antivénérienne. Nous en abordons l'étude.

N.-B. — Les rapports de MM. les Docteurs Queyrat, Milian, Gougerot, Marcel Pinard, Leredde, Faivre, et les conseils de M. le Docteur Clément-Simon, nous ont été particulièrement utiles pour l'établissement de notre travail.

CHAPITRE PREMIER

—★—

LA PROPHYLAXIE DE LASYPHILIS

L'établissement et l'organisation de dispensaires antivénériens formant le sujet de notre étude, nous n'insisterons pas sur la prophylaxie morale de la syphilis. Le Professeur agrégé Gougerot, qui a longuement étudié ce point, propose avec raison de mettre entre les mains des médecins-chefs de dispensaire certains éléments de cette propagande. A ce titre, nous aurons donc à y revenir. Le rôle moralisateur et les avertissements du médecin peuvent certainement jouer un rôle considérable, mais il est par ailleurs bien évident que la véritable prophylaxie de la syphilis réside dans son traitement et dans l'extension de celui-ci au plus grand nombre d'individus possible.

A. — Définition de la prophilaxie de la syphilis.

On peut dire que la prophylaxie de la syphilis repose sur l'application précoce et généralisée d'un traitement destiné à faire disparaître rapidement les accidents contagieux de la maladie, traitement poursuivi jusqu'à disparition de toute trace d'infection tréponémique révélée par les moyens les plus sensibles et auquel succédera une période de surveillance destinée à prévenir l'apparition des récidives.

La prophylaxie et le traitement de la syphilis exigent les mêmes méthodes, quelle que soit la classe sociale du malade. Par conséquent, il importe que tous les médecins connaissent la fréquence de la syphilis, sa gravité réelle au point de vue individuel et social, et les différentes méthodes de traitement de cette grave infection. Aussi, avec M. le Docteur Queyrat, ne saurait-on trop déplorer les lacunes de l'enseignement vénéréologique et l'absurde préjugé qui persiste, en France, sur les maladies vénériennes. Cette dernière cause, dans les petites villes et les campagnes, constitue une sérieuse entrave à la prophylaxie de la syphilis.

B. — Ce qui a été fait pour la prophylaxie.

Historique.

Le Professeur Fournier et, à la même époque, notre maître, le Docteur Queyrat, songèrent les premiers à mener une lutte systématique contre la syphilis et à organiser des dispensaires prophylactiques.

Dès 1902, Fournier, dans son rapport à la deuxième Conférence internationale de Bruxelles, estimait à une dizaine le nombre des dispensaires nécessaire et suffisant pour Paris. Dès la même année, M. Queyrat se préoccupait de la question et, en 1905, il instituait les consultations du soir à l'hôpital Ricord. Ce furent les docteurs Hudelo et Milian qui les inaugurèrent (1).

En 1910, à l'avènement de l'arséno-benzol, les consultations externes reçurent un nouvel essor. M. le Professeur Jeanselme et M. Hudelo, à l'Hôpital Broca, purent installer, grâce à des subventions du Conseil Municipal, des policliniques modèles, cependant que le Docteur Milian, à la Charité, instituait une consultation pour les maladies vénériennes.

Période de guerre.

La période de guerre, avec sa recrudescence

---

(1) Les consultations furent, en effet, ouvertes pendant la période des vacances.

formidable du nombre de maladies spéciales, amena, tant aux armées que dans la population civile, la création de nouvelles et importantes mesures prophylactiques. Celles-ci remontent à 1916, lors du sous-secrétariat de M. Godart. De cette époque datent aux armées la création de consultations spéciales, d'ambulances, etc., et dans les zones de l'arrière la création des centres et des sous-centres dermato-vénéréologiques. L'activité de ces formations fut considérable et la plupart des centres dermato-vénéréologiques, bien conduits par des spécialistes expérimentés, auraient pu servir de base et de modèle à toute une organisation de prophylaxie antivénérienne. Il est regrettable de constater que rien n'a été fait pour adapter ces formations de guerre à l'état de paix. Les pouvoirs publics ont laissé péricliter en plein succès une organisation de première valeur.

En même temps, la lutte antivénérienne dans la population civile se faisait jour. Le début remonte à 1916, et cette organisation est née des efforts communs du sous-secrétariat du service de Santé et de la direction de l'Assistance et de l'Hygiène publiques. Les deux administrations se mirent d'accord pour créer, avec le concours des médecins mobilisés, des consultations destinées aux malades civils. Soixante-dix consultations furent ainsi créées sur l'étendue du territoire, dans les principales villes. Par les circulaires numéros 57, du 5 juin 1917, et 71, du 20 mai 1919, le Ministre de l'Intérieur précisait ses directives aux Préfets concernant le fonctionnement des consultations et le traitement des vénériens.

Période actuelle.

A Paris. — Le traitement des vénériens est assuré dans de nombreux dispensaires et policliniques relevant pour la plupart de l'Assistance Publique.

A l'Hôpital Cochin, les policliniques de chaque

service de dermatologie, celle de notre maître le Docteur Queyrat, disposant de locaux spacieux et propres (le pavillon Hardy) où de nombreux malades viennent se faire traiter, et celle de M. le Docteur Fournier.

A l'Hôpital Saint-Louis, le Professeur de clinique dermatologique et chacun des médecins possèdent un dispensaire annexé à leur service.

Le dispensaire Bazin, dirigé par notre maître, M. le Docteur Hudelo, est particulièrement bien agencé pour le traitement des vénériens sous la direction de l'assistant du service. Chaque médecin assure, en outre, à tour de rôle, le service du traitement du soir.

A l'Hôpital Broca, les policliniques des Docteurs Ravaut et Grenet.

Enfin, récemment, l'A. P. vient d'organiser des consultations de vénéréologie dans divers hôpitaux, Beaujon, Saint-Antoine, Boucicaut, etc.

Le dispensaire Toussaint-Barthélemy, annexé à l'infirmerie de Saint-Lazare, constitue un établissement prophylactique de premier ordre par le nombre des malades qui viennent y prendre leur traitement. Actuellement, sous la direction de M. le Docteur Emery, médecin-chef, ont lieu des consultations du matin et du soir pour les malades des deux sexes. Les prostituées en particulier y viennent en grand nombre. Nous ne comptons pas moins de 70 à 80 malades à la consultation de notre chef de service, M. le Docteur Poupardin. Certaines de ces consultations, comme celles de M. le Docteur Clément-Simon, sont appelées à devenir un véritable centre d'enseignement de la vénéréologie.

A la Préfecture de Police fonctionne le dispensaire de salubrité pour la visite et le traitement d'entretien des prostituées.

L'Institut prophylactique, avec ses établissements de la rue de la Glacière, de la rue Ordener, de

Nogent-sur-Marne et de Saint-Germain-en-Laye, est dirigé par le Docteur Arthur Vernes. De nombreux médecins étrangers s'inspirent de ses méthodes d'examen et de traitement. En 1919, l'I. P. a traité 677 malades nouveaux.

Nous citerons en outre les policliniques du Docteur Leredde, 54, rue de Saussure, les cliniques de l'Hôpital Rothschild, de l'Hôpital Saint-Joseph et de la Maison de Nanterre.

Enfin, un dispensaire d'un type spécial a été créé récemment à la clinique d'accouchement Baudelocque et fonctionne sous la direction du Docteur Marcel Pinard, médecin des Hôpitaux. Ce dispensaire rend des services considérables dans le traitement de la syphilis conceptionnelle et de la première enfance.

En province. — L'organisation antivénérienne, moins avancée qu'à Paris, est cependant existante. D'après le rapport du Docteur Faivre, il existait en 1920, en France continentale, et non compris l'Alsace-Lorraine, 119 consultations de vénéréologie. Mais celles-ci constituent en réalité des moyens de prophylaxie de valeur très variable et inégale. De plus, une dizaine de départements n'offrent à l'heure actuelle aucune organisation antivénérienne. On ne saurait donc considérer comme satisfaisante la situation actuelle, et des perfectionnements s'imposent, remarquablement exposés par le rapport de M. le Docteur Qeyrat, que nous étudierons plus loin.

A l'étranger. — Nous serons bref sur ce chapitre. Il faut signaler cependant l'effort de la Belgique, tendant lui aussi à la création systématique de dispensaires.

Dans les pays scandinaves, une loi de 1918 a créé le délit de contamination vénérienne. Les villes sont tenues de créer des policliniques où les consultations sont organisées en tenant compte des convenances du public et de telle façon qu'une visite à la policlinique ne puisse jamais trahir la nature de la maladie.

En Suisse, la prophylaxie antivénérienne se manifeste par l'éducation du public, l'offre de soins compétents, bienveillants et discrets. On y préconise l'institution de dispensaires d'hygiène sociale, type mixte Calmette, dont le caractère général assure la discrétion.

En Angleterre et aux Etats-Unis, on mène une propagande intense pour l'éducation morale du public et pour la prophylaxie individuelle. De nombreuses cliniques de traitement gratuit sont créées, et les indications en sont affichées dans les tramways et les édifices publics.

En Italie, on s'occupe de l'éducation du public, mais on compte avant tout sur la précocité et la multiplication des facilités de traitement.

Il est à remarquer que, dans chaque pays, la lutte antivénérienne s'est adaptée à la mentalité de chaque peuple. En matière d'hygiène, en effet, la législation doit tenir le plus grand compte du tempérament national, de l'esprit de discipline et de soumission à la loi, et, pour tout dire, de l'individualisme du citoyen. Une chose excellente dans tel pays sera inopérante dans tel autre. C'est dans cet esprit que nous envisagerons l'organisation de la lutte antivénérienne en France.

C. — Ce qui s'impose.

La création d'un organisme de prophylaxie antivénérienne étendu à l'ensemble du territoire, fonctionnant avec unité et méthode, dirigé par des médecins possédant les moyens de diagnostic et de traitement modernes et dispensant les soins dans les conditions nécessaires de compétence, de continuité et de discrétion.

Tella doit être l'œuvre des services annexes pour le traitement des maladies vénériennes, services qui seront mieux nommés: dispensaires de prophylaxie ou **dispensaires d'hygiène sociale.**

CHAPITRE II

—*—

LE DISPENSAIRE DE PROPHYLAXIE

A. — Conditions générales d'établissement d'un dispensaire.

C'est certainement dans un hôpital qu'il sera préférable d'installer le dispensaire, toutes les fois que la chose sera possible. Et cela pour les raisons suivantes :

a) Les malades peuvent être recrutés à une consultation générale commune qui les dirigera vers le dispensaire.

b) Des malades ayant besoin d'être hospitalisés d'urgence pourront l'être tout en restant sous la direction médicale du médecin-chef du dispensaire.

c) Le dispensaire pourra profiter des services généraux de l'hôpital : bains, désinfection, cuisine, salle de radiologie, etc. Une raison d'économie, importante à l'heure actuelle, doit faire préférer ce mode d'installation toutes les fois qu'il sera possible.

On a voulu en effet distinguer trois sortes de dispensaires :

Le dispensaire d'hospitalisation, rattaché à un service spécialisés : forme idéale;

Le dispensaire autonome qui peut être intra ou extra-hospitalier.

Pour les raisons données plus haut, nous pensons que le dispensaire extra-hospitalier est la forme la moins pratique. Un sérieux avantage résulte de l'englobement du dispensaire antivénérien dans les locaux d'un hôpital, d'une consultation générale, d'un dispensaire intégral d'hygiène sociale. On peut ainsi réaliser la consultation à deux degrés avec tous ses avantages bien étudiés par M. Gougerot.

Le système de la consultation à deux degrés consiste à recevoir les malades aux consultations générales de médecine et de chirurgie où un premier médecin opère le triage (premier degré) et, de là, les dirige sur le service compétent et les adresse au médecin qui les traitera (deuxième degré).

Ce système de la consultation à deux degrés présente les avantages suivants :

Il ne change pas les habitudes de la population;

Il n'est pas dénonciateur.

Il permet de résoudre les cas difficiles en facilitant la collaboration des médecins spécialisés;

Il facilite la répression des abus par les malades non indigents venant à la consultation gratuite. Il serait facile de demander à l'entrée de la consultation des cartes d'identité à tous les malades (carte d'indigence, carte d'assistance médicale gratuite, feuille de non-imposition et le vénérien mêlé à eux n'a pas la crainte de voir son secret divulgué.

Ce plan d'installation des dispensaires de prophylaxie pourrait s'appliquer dans la grande majorité des villes de quelque importance. Notre maître le Docteur Queyrat a établi à ce sujet un rapport très documenté. Après une étude attentive de la question, et en tenant compte du chiffre global de la population des diverses villes et de la nature de cette population, il lui a paru nécessaire que 280 villes en France soient pourvues de services annexes ou dispensaires de prophylaxie. Si l'on conclut à la nécessité d'un plus grand nombre de services pour les villes très peuplées et leur banlieue, on atteint le chiffre de 300 dispensaires.

B. — PLAN DE DISTRIBUTION DES DISPENSAIRES DANS LES VILLES DE FRANCE.

Nous reproduisons simplement la liste par département publiée dans le rapport de M. le Docteur Queyrat.

	Population
Ain	
Bourg.	20.545
Aisne	
Laon.	16.262
Saint-Quentin.	55.571
Soissons.	14.450
Allier	
Moulins.	21.950
Montluçon.	33.770
Vichy.	15.315
Commentry.	10.112
Alpes (Basses)	
Digne.	7.137
Alpes (Hautes)	
Gap.	10.647
Alpes-Maritimes	
Nice (3 services annexes).	142.940
Grasse.	19.704
Menton.	18.003
Cannes.	29.756
Ardèche	
Privas.	7.299
Annonay.	16.661
Ardennes	
Mézières.	10.403
Sedan.	19.516
Charleville.	20.700
Ariège	
Pamiers.	10.017

Population

Aube

Troyes.	55.486

Aude

Carcassonne.	30.680
Narbonne.	28.173

Aveyron

Rodez.	15.386
Millau.	18.482
Decazeville.	14.144

Bouches-du-Rhône

Marseille (12 services annexes).	550.610
Aix.	29.836
Arles.	31.010

Calvados

Caen.	46.934
Lisieux.	15.948

Cantal

Aurillac.	18.036

Charente

Angoulême.	38.211
Cognac.	19.183

Charente-Inférieure

La Rochelle.	36.371
Rochefort.	31.300
Saintes.	20.802

Cher

Bourges.	45.735

Corrèze

Tulle.	15.942
Brive.	21.486

Corse

Ajaccio.	19.227
Bastia.	29.412

Côte-d'Or

Dijon.	70.847

Côtes-du-Nord

Saint-Brieuc.	23.945

	Population
Creuse	
Guéret.	8.281
Aubusson.	7.211
Dordogne	
Périgueux.	35.548
Bergerac.	16.162
Doubs	
Besançon.	57.978
Drôme	
Valence.	28.706
Romans.	17.201
Eure	
Evreux.	18.957
Eure-et-Loir	
Chartres.	24.103
Finistère	
Quimper.	19.367
Brest (2 services).	90.540
Morlaix.	15.262
Gard	
Nîmes (2 services).	80,437
Alais.	29.831
La Grand'Combe.	11.547
Bessèges.	8.030
Haute-Garonne	
Toulouse (3 services).	149.576
Gers	
Auch.	15.858
Gironde	
Bordeaux (7 services annexes). . . .	261.678
Libourne.	20.085
Arcachon.	10.266
Hérault	
Montpellier (2 services annexes). .	80.230
Béziers.	51.042
Cette.	33.049

Population

Ille-et-Vilaine

Rennes. 79.372
Fougères. 22.178
Saint-Malo. 12.371

Indre

Châteauroux. 26.095
Issoudun. 13.709

Indre-et-Loire

Tours. 73.398

Isère

Grenoble. 77.438
Vienne. 24.711
Voiron. 12.503

Jura

Lons-le-Saunier. 13.920
Dôle. 16.294

Landes

Mont-de-Marsan. 12.091
Dax. 11.387

Loir-et-Cher

Blois. 23.955

Loire

Saint-Etienne (3 services). 148.656
Roanne. 36.697
Firminy. 19.580
Rive-de-Gier. 15.663
Saint-Chamond. 14.397

Loire (Haute)

Le Puy. 20.944

Loire-Inférieure

Nantes (3 services annexes). 170.535
Saint-Nazaire. 38.267
Chantenay-sur-Loire. 21.671

Loiret

Orléans. 72.096

Lot

Cahors. 18.650

	Population
Lot-et-Garonne	
Agen.	23.294
Lozère	
Mende.	7.005
Maine-et-Loire	
Angers (2 services annexes)	83.786
Cholet.	21.058
Saumur.	16.198
Manche	
Cherbourg.	43.731
Granville.	11.347
Marne	
Reims (3 services annexes)	115.478
Châlons-sur-Marne.	31.367
Epernay.	21.811
Marne (Haute-)	
Chaumont.	14.870
Saint-Dizier.	16.019
Mayenne	
Laval.	30.252
Meurthe-et-Moselle	
Nancy (2 serv. annexes)	119.949
Lunéville.	25.587
Baccarat.	7.377
Toul.	15.884
Meuse	
Bar-le-Duc.	17.068
Verdun.	21.701
Morbihan	
Vannes.	23.748
Lorient.	49.039
Moselle	
Metz (2 services annexes)	100.000
Jœuf-Homécourt (Briey)	16.595
Nièvre	
Nevers.	27.706

Population

Nord

Lille (5 serv. annexes)............	217.807
Haubourdin (Lomme-Loos)........	31.625
Armentières. . , ...	28.613
Watrelos.	27.503
Dunkerque.	38.891
Douai.	38.314
Valenciennes.	34.766
Cambrai. . , ...	28.077
Denain.	26.800
Anzin.	14.449
Roubaix (3 serv. annexes)..........	100.300
Tourcoing (2 serv. annexes)........	82.644
Maubeuge.	23.209

Oise

Beauvais.	19.841
Compiègne.	17.046

Orne

Alençon.	17.375

Pas-de-Calais

Arras	26.080
Boulogne-sur-Mer.	53.128
Saint-Omer.	20.469
Béthune.	15.309
Hénin-Liétard.	17.827
Bruay.	18.363
Lens.	31.812
Calais.	72.312

Puy-de-Dôme

Clermont-Ferrand.	65.386
Thiers.	17.437

Pyrénées (Basses-)

Pau.	37.149
Bayonne.	27.886
Biarritz	15.903

Pyrénées (Hautes-)

Tarbes.	28.615

Population
—

Lourdes.	8.805
Pyrénées-Orientales	
Perpignan.	39.500
Rhin (Bas-)	
Strasbourg (3 serv. annexes).	180.000
Schlestadt	25.000
Rhin (Haut-)	
Colmar.	35.000
Mulhouse.	70.000
Belfort.	69.371
Rhône	
Lyon (8 serv. annexes).	523.796
Villeurbanne.	45.526
Villefranche.	16.388
Tarare.	12.532
Givors.	12.784
Saône (Haute-)	
Vesoul.	10.539
Saône-et-Loire	
Mâcon.	19.779
Chalon-sur-Saône.	31.550
Le Creusot.	35.587
Montceau-les-Mines.	26.830
Sarthe	
Le Mans.	69.361
La Flèche.	10.830
Savoie	
Chambéry.	22.958
Aix-les-Bains.	8.931
Savoie (Haute-)	
Annecy.	15.622
Seine	
Paris (20 serv. annexes).	2.722.731
Arrondissement de Saint-Denis :	
Asnières.	42.583
Aubervilliers.	37.558

	Population
Boulogne	57.027
Clichy	46.676
Colombes	22.802
Courbevoie	38.138
Levallois-Perret	68.703
Neuilly-sur-Seine	44.616
Noisy-le-Sec	13.648
Pantin	36.359
Puteaux	32.228
Saint-Denis	71.759
Saint-Ouen	41.904
Arrondissement de Sceaux :	
Charenton	19.499
Ivry-sur-Seine	38.307
Montreuil	43.217
Nogent-sur-Marne	14.051
Saint-Maur	33.852
Sceaux (Montrouge)	22.771
Vanves (Issy-les-Moulineaux)	23.175
Villejuif (Kremlin-Bicêtre)	14.907
Vincennes	38.568

Seine-Inférieure

Rouen (3 serv. annexes)	124.987
Le Havre (3 serv. annexes)	136.159
Dieppe	23.973
Sotteville-lès-Rouen	19.042
Elbeuf	18.290
Fécamp	17.383

Seine-et-Marne

Melun	14.861
Fontainebleau	14.679

Seine-et-Oise

Versailles	60.450
Argenteuil	24.282
Saint-Germain-en-Laye	18.344

Deux-Sèvres

Niort	23.775

	Population
Saint-Maixent........................	15.651
Somme	
Amiens (2 serv. annexes).........	93.207
Abbeville........................	20.373
Tarn	
Albi............................	25.100
Castres.......................	27.830
Mazamet......................	14.761
Tarn-et-Garonne	
Montauban......................	29.778
Var	
Toulon (3 serv. annexes)..........	104.532
La Seyne	22.093
Hyères.........................	21.339
Vaucluse	
Avignon........................	49.304
Vendée	
La Roche-sur-Yon...............	14.885
Les Sables-d'Olonne..............	14.005
Vienne	
Poitiers........................	41.242
Châtellerault....................	18.260
Vienne (Haute-)	
Limoges (2 serv. annexes).........	92.181
Vosges	
Epinal.........................	30.042
Saint-Dié......................	23.108
Yonne	
Auxerre........................	21.929
Sens..........................	15.034

C. — Organisation générale d'un dispensaire (1)

La question a été particulièrement bien étudiée par M. le Docteur *Marcel Pinard* et avec lui nous distinguerons deux types de dispensaires.

Le dispensaire de grande ville;

Le dispensaire de petite ville.

I. — *Plan d'un dispensaire de grande ville.*

Locaux

Sur un grand couloir, large et éclairé, doivent s'ouvrir :

Deux salles d'examen.

Une salle d'attente.

Une salle de pansements et d'examens gynécologiques.

Une salle d'interventions.

Un laboratoire avec une salle pour étuves.

Une salle d'hospitalisation avec quatre ou six lits pour hommes.

Une salle pour femmes.

Une ou plusieurs chambre d'isolement pour grands malades, agités ou suspects.

Une crèche susceptible de recevoir une mère et ses enfants.

Une chambre pour l'infirmière.

Une lingerie.

Un cabinet pour le médecin avec armoire pour les archives.

Une salle pour radiographie, radio et radium-thérapie.

A proximité : quelques cages à cobayes ou lapins.

Il serait utile d'adjoindre au dispensaire ou de pouvoir utiliser, dans l'hôpital voisin, une salle de douches et bains, et une installation pour la désinfection des vêtements (phtiriase, gale). Ces locaux

---

(1) Nous envisageons également, dans cette étude, les locaux et le matériel nécessaires pour le traitement de la blennorrhagie.

doivent être propres, bien éclairés, aérés, indépendant les uns des autres tout en se commandant.

Mobilier.

Dans la salle d'examen, il faut :

Une table ordinaire.

Des chaises.

Un fichier fermant à clef.

Marteau à réflexes, lampe électrique, sthétoscope, appareil à tension artérielle.

Une bascule.

Cahiers et fiches.

Dans la salle de pansements et d'examen gynécologique :

Une table à renversement.

Dans la salle d'injections :

Quatre tables pour injecter les malades couchés et pouvant servir également aux grands lavages des blennorragiens.

Un lavabo roulant à deux réservoirs.

Une bouilloire.

Laboratoire.

La liste des appareils nécessaires est donnée par le rapport de M. Queyrat. Mais les prix de revient varient actuellement de telle sorte qu'ils ne peuvent être établis qu'au jour le jour.

Il faut prévoir :

1° Frais d'ameublement : tables, armoires, tabourets, chaises, plaques d'opaline, bascule.

2° Frais d'installation : eau, gaz, électricité.

3° Appareils et instruments :

1 microscope, type Calmette VI

1 revolver pour trois objectifs.

1 objectif 2.

1 objectif 6.

1 objectif 8.

1 objectif à immersion 1/15.

1 oculaire 1.

1 oculaire 4.

1 oculaire 9.

1 ultramicroscope.

1 lampe pour ultra.

Barres de Leuckart pour inclusions.

1 microtome de Minot.

1 étuve,

1 petite étuve à 56°.

1 autoclave.

1 four Pasteur.

1 centrifugeur,

1 glacière,

1 installation pour distiller l'eau (ballon, tube de Vigreux).

1 balance.

1 fourneau à gaz.

1 bec Bunsen.

1 lampe d'émailleur pour souffler le verre.

Verrerie (cloche pour le microscope, éprouvettes graduées, verres à expérience, tubes à essai, lames, lamelles, entonnoirs, carafes, flacons laveurs, ballons, cuves de Folly, agitateurs, flacons à réactifs, lampe à alcool, nécessaire Ranvier pour colorants, tubes à réaction de Bordet-Wassermann, 30 pipettes de Levaditi, flacon avec perles en verre, burette de Mohr).

Instruments divers : Porte-tubes, capsules de porcelaine de Bayeux, godets de porcelaine, étiquettes, pinces, bistouris, ciseaux, plateau pour autopsie des animaux, plaques de liège, papier-filtre, couteau à verre, paraffine, seau.

1 platine chauffante.

2 fils de platine.

Colorants et produits chimiques.

1 cloche à vide.

1 cellule de Nageotte.

1 albuminimètre de Sicard ou de Ravaut.

1 tube d'Esbach.

1 hématimètre de Malassez.

1 broyeur Latapie.

1 appareil Latapie pour contention des animaux.

Cages pour les animaux.

Cobayes et lapins.

4° Instrumentation.

Nous y comprendrons le matériel nécessaire pour le traitement de la blennorragie.

4 appareils pour injections intraveineuses.

2 supports (un pour deux appareils).

12 seringues en verre de 10 cent. cubes.

24 aiguilles en nickel pour intraveineuses.

4 aiguilles à rachicentèse de 7 cent. cubes en nickel.

Installation pour grands lavages.

Sondes et bougies de divers calibres.

Filière Charrière.

Etuves à formol.

4 injecteurs Bonneau.

Jeu de Béniqués sur plateaux.

6 spéculums.

2 cuvettes.

1 scarificateur pour ventouses.

24 ventouses.

2 pinces pour circoncision.

6 pinces à forcipressure.

3 bistouris.

2 pinces ordinaires à disséquer.

2 pinces à dents de souris.

Ciseaux droits et courbes.

12 aiguilles courbes pour sutures.

Trocart à hydrocèle.

Seringues à injections hypodermiques.

1 thermocautère.

Cuvettes, haricots, bocaux.

1 cuvette.

1 scarificateur à main.

1 sonde cannelée.

1 bistouri courbe.

1 paire de petits ciseaux à biopsie.

2 cryocautères.

PERSONNEL DU DISPENSAIRE

Le personnel doit comporter :

Un médecin traitant.

Un médecin assistant.

Un chef de laboratoire.

Un garçon ou une fille de laboratoire.

Un infirmier.

Trois infirmières.

Il faut s'attacher surtout au recrutement et à la qualité du médecin traitant et du chef de laboratoire, car ce sera d'eux que dépendra le bon fonctionnement et le bon rendement du dispensaire.

RECRUTEMENT DU PERSONNEL MEDICAL

La question du recrutement des médecins de dispensaire a été le sujet de discussions persistantes.

Le médecin traitant de chaque service devra être choisi, autant que possible, parmi les médecins du département où siège le service. Il est naturel que des médecins dont l'importance et la responsabilité sont si grandes soient nommés, non par l'Administration forcément incompétente, mais par voie de concours et par des médecins capables d'apprécier les connaissances et les qualités respectives des candidats.

M. le Docteur Queyrat propose les épreuves suivantes :

Pour médecin-chef.

1° Une épreuve préjudicielle de moralité éliminant du concours tout médecin interlope.

2° L'élimination de tout médecin d'origine étrangère, même naturalisé, à moins qu'il n'ait fait son service militaire en France.

3° Une épreuve de titres et surtout de titres pratiques, par exemple, le fait d'avoir dirigé un centre ou un sous-centre dermato-vénéréologique, d'avoir été interne, assistant, chef de clinique ou de laboratoire dans un service de vénéréologie.

4° Une série d'épreuves pratiques pour lesquelles le candidat pourra faire montre de son acquit vénéréologique :

a) Epreuve clinique : examen de 3 malades en 15 minutes et libellé succinct du diagnostic, du pronostic et des indications thérapeutiques. Pour la rédaction du libellé, dix minutes seraient accordées au candidat.

b) Epreuve de laboratoire; qui serait suivant les cas :

Recherche du tréponème à l'ultra-microscope ou par le procédé de l'encre de Chine.

Coloration de divers microbes (tréponèmes, bacilles de Ducrey, gonocoques, microbes de la balano-posthite, lecture de séro-réactions diverses.

Ponction lombaire et examen d'un liquide céphalo-rachidien.

Vingt minutes seraient accordées pour l'épreuve de laboratoire.

c) Epreuve thérapeutique :

Préparation d'une solution arsenicale, injection intraveineuse, injection d'huile grise.

Mise en pratique d'un grand lavage.

Quinze minutes seraient accordées pour cette épreuve. Le nombre de points serait de :

5 au maximum pour l'épreuve de titres;

20 pour chacune des trois épreuves : clinique, laboratoire, thérapeutique.

Pour chef de laboratoire.

Les chefs de laboratoire pourraient être soit des médecins, soit des pharmaciens. Il serait bon que les candidats eussent, au préalable, suivi un cours à l'Institut Pasteur et l'attestation de l'assiduité du candidat à ce cours pourrait constituer pour lui une épreuve de titres donnant lieu à une majoration de 5 points au maximum. Outre cette épreuve de titres et l'épreuve préjudicielle de nationalité et de moralité, les candidats auraient à satisfaire à :

Une épreuve écrite de deux heures, anonyme, et portant sur un sujet de microbiologie et de laboratoire.

Deux épreuves de laboratoire d'une durée variable suivant l'examen demandé.

NOMINATION DU JURY

C'est sur cette question surtout que deux tendances se sont manifestées :

L'une préconisant un concours devant sept juges nommés par la Société de Dermatologie. De ces sept juges, trois devraient être chefs de service vénéréologique, à Paris ou en province, ou à la Maison de Saint-Lazare.

L'autre, proposée par l'Union des Syndicats médicaux, nomination par des jurys désignés par les syndicats : thèse défendue par le Docteur Leredde. Dans son rapport sur le recrutement des médecins de dispensaire, cet auteur fait état d'arguments valables pour arriver à sa conclusion : « Désignation des médecins-chefs par un jury composé de leurs pairs, qui connaîtront les candidats parce qu'ils auront été en contact avec eux, au moins dans les villes moyennes et petites. Ce jury se préoccupera surtout de la valeur morale et technique des candidats. L'épreuve de titres sur laquelle il jugera ne s'appuiera pas seulement sur une thèse ou sur une communication... L'âge, l'activité, l'expérience, le caractère, l'autorité serant les éléments de la décision. »

Nous croyons, pour notre part, que la solution juste est une solution intermédiaire. Il est indispensable que des membres de la Société de Dermatologie participent au concours pour lui maintenir une haute valeur scientifique et annihiler les influences de coteries ou de clocher. Mais nous croyons aussi nécessaire une participation des médecins praticiens, et nous choisissons le projet suivant, voisin de celui du Docteur Marcel Pinard :

La nomination du médecin traitant, du médecin assistant et du chef de laboratoire devront se faire au concours. Le jury sera composé de sept juges :

3 membres désignés par la Société française de Dermatologie, dont un sérologiste ou un chef de laboratoire;

1 médecin des hôpitaux de la région où aura lieu le concours, désigné par ses collègues;

3 médecins praticiens désignés par les syndicats ou associations professionnelles, dont un au moins dermatologiste.

Le président du jury sera le membre le plus âgé.

Les candidats aux postes de médecin-chef de dispensaire devront avoir au moins 30 ans; les assistants et chefs de laboratoire au moins 25. L'âge de la mise à la retraite serait de 60 ans.

Le classement des candidats se fera pour chaque ville.

Un candidat pourra s'inscrire pour une ou plusieurs villes.

Emoluments du personnel.

Les chiffres proposés par le Docteur Pinard sont les suivants :

Médecin traitant......francs. 12.000 par an
Assistant................. 6.000 —
Chef de laboratoire........ 15.000 au minimum
1 fille de laboratoire........ 6.000
3 infirmières dont une logée. 6.000 chacune

Heures de service.

Tout le personnel médical doit passer la matinée au dispensaire. L'assistant doit s'y rendre l'après-midi pour la contre-visite.

Le chef de laboratoire doit y faire ses analyses l'après-midi. Il ne doit pas faire de clientèle, mais il est tout naturel qu'il effectue des examens payants réclamés par des médecins de la ville. Il y a, en dehors de toute autre considération, un intérêt primordial, au point de vue de la prophylaxie, à ne pas refuser ces examens payants. Comme ces examens donneront un travail supplémentaire au chef de laboratoire, il est juste que lui soit alloué un prélèvement de 50 0/0 sur les honoraires perçus par le laboratoire, suivant le tarif en usage. Ces ressources pourraient aider le laboratoire pour l'achat d'animaux, d'instruments, de colorants, etc.

Dépenses globales du dispensaire.

Si on prend comme exemple un syphilitique au début dont le traitement comportera 3 séries arsenicales de 15 grammes de novarsénobenzol, à 5 fr. le gramme, la dépense s'élèvera à 75 francs. Ajoutons 25 francs pour le traitement mercuriel qui va suivre. Nous voyons que le prix nécessaire pour stériliser un syphilitique dans les meilleures conditions dépassera 100 francs. Si l'on prend le chiffre de 1.000 malades cela fait, au bas mot, 100.000 fr. à ajouter aux 50.000 francs pour les émoluments du personnel.

II. — Plan d'un dispensaire de petite ville.

A côté des dispensaires de grande ville : centres de rayonnement où pourraient se faire les examens importants, il pourrait y avoir, dans les localités moins importantes, des dispensaires plus modestes. Ils seraient organisés comme il suit :

Locaux :

Une salle d'attente.

Une salle d'examen.

Une salle de traitement.

Une salle de repos avec trois lits.

Matériel :

Tables, chaises, table d'examen, 2 à 4 tables pour injecter les malades couchés, un matériel pour analyser les urines, 10 seringues avec aiguille nickel.

Un microscope — un ultra — un centrifugeur, quelques colorants, etc.

Personnel.

Emoluments par consultation :

Médecin. . . . . .francs 25 »

Médecin assistant. . . . . 25 »

3 infirmières à 5 francs . . . . 15 »

1 infirmier à 10 francs. . . . . 10 »

Deux consultations par semaine pourraient avoir lieu. Les émoluments seraient des jetons de présence.

Heures de consultation.

L'heure varierait suivant les besoins, de 17 h. à 19 h., ou bien :

Le samedi après-midi pour les hommes;

Le jeudi matin ou après-midi pour les femmes et les enfants.

Un pareil type de dispensaire suffirait pour les petites villes, serait une moindre charge pour le budget.

Mesures administratives.

Si un dispensaire était dirigé d'une façon insuffisante et répréhensible, une Commission spéciale pourrait, après enquête et après avoir entendu le médecin, proposer les conclusions à adopter.

Un rapport annuel devrait être envoyé par chaque dispensaire.

D. — ATTRIBUTIONS DU MÉDECIN-CHEF DE DISPENSAIRE.

Le rôle du médecin-chef du dispensaire est d'importance première, car, selon l'expression du Professeur agrégé Gougerot, il faut réaliser au service annexe l'unité d'action et, pour cela, réunir entre les mains du chef de service les cinq fonctions suivantes :

a) Traitement des vénériens civils et des vénériennes prostituées; consultations et traitements ambulatoires en dehors des heures de travail.

b) Surveillance des prostituées, examens périodiques inopinés et traitement d'entretien.

c) Lutte contre la prostitution clandestine.

d) Recherche et traitement des foyers de contagion.

e) Propagande.

En un mot, le médecin-chef du dispensaire doit être un adjoint technique antivénérien auprès des pouvoirs publics. Il serait, en outre, désirable que le chef du dispensaire de chef-lieu départemental ait la haute direction des services annexes secondaires pour mieux réaliser l'unité d'action.

I. — *Traitement des vénériens.*

C'est là, évidemment, la fonction primordiale du dispensaire, celle qui doit retenir le plus l'attention et le temps du médecin-chef. La meilleure prophylaxie de la syphilis est réalisée par un traitement énergique et bien conduit.

Nous envisageons successivement :

Les catégories de malades à traiter.

La méthode d'examen des malades.

L'application du traitement.

La surveillance du traitement.

1° Catégories de malades relevant du dispensaire.

Ce sont : les indigents et malades peu aisés; les prostituées.

Il est bien entendu que les dispensaires ne seront ouverts qu'aux indigents et aux malades des classes peu aisées. Nous n'admettons pas de traitement systématiquement gratuit, quelle que soit la situation de fortune du malade, et nous trouvons regrettable qu'il en soit ainsi dans certains cas. Les vénériens pourvus de fortune ont les moyens de se faire traiter à leurs frais et, d'ordinaire, ils dépenseront beaucoup moins pour se guérir de leur maladie qu'ils n'ont dépensé pour la contracter. Dans aucun cas, ils ne doivent prendre ni la place des pauvres ni le temps consacré à ces derniers. Nous jugeons indispensable de réfréner les abus des malades non indigents venant à la consultation gratuite. Les réclamations des syndicats médicaux à ce sujet sont entièrement fondées et, durant notre passage dans les hôpitaux, nous avons pu constater des abus dont l'Administration ne paraissait nullement s'émouvoir.

Le médecin-chef devra veiller, par contre, à étendre son action aux indigents ruraux. Le traitement de cette catégorie de malades serait facilité par le remboursement des billets de chemin de fer et par l'offre de traitements gratuits. Dans les petites villes et les campagnes, en effet, les préjugés sont particulièrement tenaces. Bien des vénériens ne se soignent pas par crainte de voir leur mal divulgué, et nous estimons que le système des consultations rurales ambulantes n'aurait aucun succès pour cette raison.

Enfin, le dispensaire devra assurer le traitement des prostituées. Il serait utile que la consultation, le traitement ambulatoire et l'hospitalisation se fassent dans des locaux distincts de ceux servant aux autres malades.

2° Examen des malades.

L'examen des vénériens doit être conduit dans les conditions de compétence, de tranquillité et de temps nécessaires. Selon le conseil de Fournier, les malades seront vus isolément. Tout malade recevra une instruction relative aux dangers de la syphilis, aux règles générales du traitement, aux précautions à prendre pour éviter de transmettre la contagion.

Le médecin-chef devra lui-même voir tous les malades, surtout les nouveaux, établir leur fiche, faire l'enquête nécessaire sur le milieu familial; en un mot, s'occuper du diagnostic, de la direction morale du malade et de la direction thérapeutique. Beaucoup d'auteurs estiment qu'un médecin de dispensaire ne saurait voir plus de 40 malades par jour.

On se basera sur les règles générales suivantes :

1° Examen très complet du malade à traiter.

On ne devra pas se borner à un examen clinique, si complet soit-il. Les méthodes modernes de diagnostic devront être employées. Sur toute lésion ulcéreuse suspecte, on devra rechercher le tréponème à l'ultra-microscope ou sur frottis, *a fortiori* quand on présume un accident primitif ou secondaire. Une prise de sang pour recherche des réactions de Wassermann et de Hecht devra être faite avant de commencer le traitement. On ne saurait aujourd'hui faire de la bonne médecine sans laboratoire. Il fait de l'art conjectural qu'était la médecine une science exacte; il est la pierre angulaire de la clinique moderne.

L'examen se continuera par l'étude des antécédents personnels et familiaux. On pourra déceler de la sorte certaines syphilis ignorées, surtout dans les milieux ruraux. On n'oubliera pas, s'il s'agit d'une femme, d'enquérir si elle a eu des enfants, si elle a fait des fausses-couches, en songeant toutefois à la fréquence actuelle de l'avortement provoqué.

On envisagera enfin l'état général du malade, l'intégrité des émonctoires, du rein (recherche de l'albumine) et du foie (recherche de l'urobiline, des pigments et acides biliaires dans l'urine), qui permettent l'élimination rapide et totale des composés arsenicaux.

On songera aux localisations viscérales de la syphilis : mise en valeur des symptômes atténués de lésions méningées, cérébrales, médullaires, cardiaques, rénales et surrénales. Il en découlera des indications précieuses pour la conduite et les modalités du traitement.

3° Application du traitement.

Principes généraux. — Ils sont constitués par les notions suivantes :

a) Début du traitement par des doses progressivement élevées : séries d'injections séparées par des périodes de repos insuffisantes pour permettre les récidives sérologiques;

b) Etude des modifications de la séro-réaction au cours du traitement : établissement d'une courbe sérologique;

c) Etude sérologique, cytologique et chimique du liquide céphalo-rachidien;

d) Continuation du traitement jusqu'à résultat complet. Eviter toujours le traitement incomplet et surveiller les « déserteurs du traitement », selon l'expression de M. le Docteur Hudelo;

e) Institution d'un traitement mercuriel, intercalaire au traitement arsenical ou complémentaire.

Conduite pratique du traitement :

Le traitement sera réalisé par l'emploi intraveineux des arsénobenzols. Le mercure sera réservé aux traitements d'entretien, et la méthode thérapeutique par les tartro-bismuthates alcalins n'a pas encore fait ses preuves.

Au moment de faire une intraveineuse, le médecin doit avoir à sa portée une solution d'adrénaline à 1/1.000 en ampoules stérilisées, une lancette à saignée, des ampoules d'éther et d'huile camphrée, une seringue de Luer avec son aiguille.

A. — Arsénobenzol.

M. Queyrat emploie l'arsénobenzol. On commence par la dose de 0 gr. 15 pour arriver, en augmentant chaque fois de 0 gr. 10, à la dose maxima à injecter en une fois, soit 0 gr. 60, qui doit être répétée deux fois.

1° *Syphilis primaire.*

Supposons un cas de syphilis au début. On peut schématiser le traitement comme il suit :

1ʳᵉ injection (injection d'épreuve)..	0 gr. 15
2ᵉ injection (3 jours après).........	0 gr. 25
Puis, de sept jours en sept jours :
3ᵉ injection	0 gr. 35

4ᵉ injection	0 gr. 45
5ᵉ injection	0 gr. 50
6ᵉ injection	0 gr. 50
7ᵉ injection	0 gr. 60
8ᵉ injection	0 gr. 60
Total	3 gr. 40

a) En principe, on injecte 1 centigramme de médicament par kilo de malade, mais on ne dépassera pas : 0 gr. 50 chez la femme, 0 gr. 60 chez l'homme;

b) Après la dernière injection, repos de un mois, puis séro-réaction;

c) Si le Wassermann et le Hecht sont négatifs, le pronostic est bon; mais il faut faire une série de sécurité en commençant à 0 gr. 25 pour atteindre 3 gr. 40;

d) Nouveau repos de un mois;

e) Nouvelle séro-réaction, en règle négative.

La guérison est possible dès ce moment. Mais, par précaution, on fait un traitement mercuriel et on emploie de préférence l'huile grise amalgamée d'argent (arquéritol), avec une injection hebdomadaire de 8-14 centigrammes. Faire 8 injections, puis repos de un mois. Les soins dentaires seront prescrits concurremment, mais avec l'arquéritol l'intolérance est rare;

f) Faire une nouvelle série de 8 injections avec repos consécutif de un mois;

g) On arrive au onzième mois de traitement. A ce moment, il faut faire :

Une séro-réaction (Wassermann et Hecht). Elle est en général négative;

Une ponction lombaire avec examen sérologique, cytologique et chimique du liquide céphalo-rachidien. Cet examen est en général négatif;

h) Dès lors, on cesse tout traitement; mais il faut surveiller le malade, pratiquer de mois en mois la séro-réaction, faire un examen spécial avec les urines (docteur Clément Simon);

i) Si ces réactions restent complètement négatives pendant un an, il faut :

Tenter une réactivation par injection intraveineuse de 0 gr. 30 d'asénobenzol, puis faire des séro-réactions en série le 1er, 10e, 20e, 30e jour. Si celles-ci sont négatives :

Faire une ponction lombaire : si l'examen de celle-ci décèle un liquide normal comme réaction de Wassermann, lymphocytose et albumine, on peut considérer le malade comme guéri.

Dans les cas favorables, traités dès la période du chancre avec Wassermann négatif et auto-inoculabilité positive, le mariage est permis au bout de deux ans.

2° *Malade à la période secondaire.*

Les directives sont les mêmes, mais les succès sont beaucoup moins nombreux : 5 0/0 au lieu de 15 0/0. Il faut faire quatre séries d'arsénobenzol, puis deux séries d'arquéritol. C'est la *therapia sterilisans progrediens.*

M. Queyrat a exposé à diverses reprises les excellents résultats que lui donne l'emploi de l'arsénobenzol.

B. — Novarsénobenzol.

Plus maniable peut-être que l'arsénobenzol, ses résultats sur la séro-réaction paraissent moins durables. Dans presque tous les cas, on commence à 0 gr. 15 pour pousser la progression des doses jusqu'à 1 gr. 20, en augmentant de 0 gr. 15 à chaque injection.

C'est le médicament employé par notre maître, M. le Docteur Hudelo, qui pratique en outre un traitement au cyanure de mercure, intercalaire avec les injections arsenicales. Les doses maxima sont :

0 gr. 75 pour la femme;

0 gr. 90 pour l'homme;

Les traitements appliqués dans son service de l'Hôpital Saint-Louis peuvent se schématiser comme il suit :

a) Traitement d'attaque (novarsénobenzol-cyanure Hg) : syphilis primaire, secondaire ou tertiaire en activité, syphilis sans accidents, mais avec séro-réaction positive;

b) Traitement d'entretien : syphilis sans accidents avec séro-réaction négative. On emploie : soit benzoate de mercure à 0 gr. 02 tous les jours, soit huile grise, soit pilules;

c) Traitement triple. En cas de :

Syphilis nerveuse;

Syphilis tertiaire grave,

le traitement comprend :

Le traitement d'attaque avec novarsénobenzol et cyanure;

L'emploi d'iodure de potassium : 4 grammes par jour;

C. — Sulfarsénol (vulgarisé par MM. Lévy-Bing et Gerbay).

Ce médicament nous a paru moins actif que les précédents. La graduation des doses se fait de 0 gr. 06 à 0 gr. 48. Il faut multiplier le nombre des injections quand on emploie ce médicament. Il donne la facilité de faire des injections intramusculaires.

D. — Galyl.

Ne pas dépasser la dose de 0 gr. 10.

E. — Disodo-luargol.

Ne pas dépasser les doses de 0 gr. 30 à 0 gr. 40.

F. — Tartro-bismuthate de sodium.

Actuellement à l'essai, ce produit aurait une action cicatrisante considérable, mais il paraît être assez douloureux et ne serait pas toujours bien supporté.

4° Surveillance du traitement.

Elle est basée sur la pratique des règles générales

indiquées plus haut. Le médecin chef du service annexe s'en chargera lui-même et ne laissera à d'autres que le soin des applications thérapeutiques. De ce contact incessant du malade et du médecin naîtra, chez le malade, la confiance et l'assiduité à poursuivre son traitement. On ne lui ménagera d'ailleurs aucun encouragement, et le médecin ne doit pas faiblir à ce rôle moralisateur.

Le médecin s'aidera de fiches, qui lui permettront de retrouver rapidement le diagnostic précis et le traitement suivi par chaque malade. De nombreux modèles ont été décrits; les fiches utilisées dans le service du Docteur Queyrat nous semblent excellentes. Le modèle du Docteur Lacapère est également recommandable, de même que celui de M. Leredde.

Le malade pourra, d'autre part, être muni d'un « Carnet de traitement », très utile pour renseigner le médecin si le malade vient à changer de ville ou de région. Ce carnet sera conçu de façon qu'il ne soit pas dénonciateur s'il vient à être égaré. Nous pouvons citer : le Calendrier du syphilitique, du Professeur agrégé Gougerot; le Carnet des Docteurs Pautrier et Payenneville; le Petit modèle de l'Institut prophylactique.

II. — Surveillance médicale des prostituées.

Outre le traitement, le dispensaire prophylactique devra comporter envers cette catégorie de malades une organisation particulière de surveillance médicale. Il y a tout avantage à en donner la direction au médecin chef du service annexe, seul qualifié pour vérifier l'état sanitaire de ces femmes par des visites inopinées ou périodiques. Par ailleurs, la légitimité des mesures de contrôle sanitaire, dès longtemps reconnue par les plus hautes autorités judiciaires et administratives, n'est pas douteuse, et elle s'accorde avec les principes plus récemment posés par la loi de 1902 pour la protection de la santé publique, sous réserve que les individus contrôlés seront de sa part l'objet de mesures et de soins convenables.

Nous sommes donc partisan des mesures de police sanitaire, et nous croyons légitimer notre opinion par l'étude psychologique de la prostituée.

Etude psychologique de la prostituée.

Nous sommes, en effet, convaincus que la persuasion et les conseils restent à peu près sans résultats chez ces femmes. Une minorité cependant est accessible à l'influence du médecin. Il est donc légitime, avec le Professeur Gougerot, d'établir un classement des prostituées et de préférer, pour celles qui font preuve de bonne volonté le système de douceur, de surveillance et de traitement volontaire au service annexe. Nous voyons d'anciennes malades de Saint-Lazare revenir, chaque semaine, au Dispensaire Toussaint-Barthélemy. D'autres vont à Saint-Louis ou à Broca. Il s'agit de filles ayant conservé le souci sinon de leur santé, du moins de leur tranquillité et de leur clientèle. Dans leur catégorie, elles constituent, — qu'on nous passe l'expression, — « le dessus du panier ». Mais elles ne sont réellement qu'une petite minorité et celles qui sont susceptibles de relèvement restent une exception rare.

Mais, pour la plupart, les moyens de douceur seront inopérants. Ces femmes sont systématiquement hostiles à tout conseil et à tout traitement. Nous voyons chaque semaine, à Saint-Lazare, des femmes arrêtées en pleins accidents contagieux durant depuis huit, quinze jours et plus, et qui, de règle, n'ont suivi aucun traitement bien qu'elles sachent qu'elles peuvent, sans risquer pour leur liberté, aller se faire soigner aux hôpitaux ou au Dispensaire Toussaint-Barthélemy. Mais elles ont horreur de la moindre douleur physique et la crainte d'une simple piqûre suffit à leur faire négliger toute consultation; d'autres fois, c'est parce qu'elles étaient en voyage...

qu'elles se sont levées trop tard... ou, plus franchement, parce que « ça les embête ». C'est mal connaître les prostituées que de croire à leur conscience et à leur relèvement par des appels à une dignité humaine dont elles se sont délestées depuis longtemps. Le jour où toute réglementation serait supprimée, elles s'en réjouiraient et se soigneraient encore bien moins. Notre internat à Saint-Lazare et au Dispensaire de salubrité de la Préfecture de Police nous a édifié sur la question.

La vérité est tout autre : la prostituée est un être anarchique qui ne connaîtra jamais d'autre règle que son bon plaisir ou les entraînements de son milieu. Souvent, c'est une prédestinée de nature, et c'est par une longue suite de déchéances qu'elle en est arrivée à ce degré. Les dominantes de sa mentalité sont, en premier lieu, la paresse, puis la sottise et l'orgueil. Il s'y ajoute une veulerie de caractère qui la rend accessible à toutes les influences, surtout aux mauvaises. Elle agit sous la domination du ou des individus sans aveu qui vivent de son « travail »; les inscriptions qui tapissent les murs des salles, des couloirs et même de la chapelle de Saint-Lazare, témoignent de cette emprise. C'est une mythomane (Docteur Emery) : neuf fois sur dix, ses affirmations et ses récits sont des tissus de mensonges; chez elle, tout sens moral est aboli, et quand on lui objecte la honte de sa vie, elle répond que le « métier rend cinq ou six fois plus que celui d'une ouvrière honnête ». Que peuvent, devant une pareille mentalité, les moyens de persuasion et les œuvres de relèvement? Abolitionniste jadis, l'expérience a fait de nous un partisan convaincu de la réglementation.

Nous concluons donc au maintien, mais aussi à l'amélioration de l'organisation prophylactique existante, et nous croyons que s'imposent les mesures suivantes :

A Paris :

a) Amélioration du fonctionnement du Dispensaire de salubrité de la Préfecture de Police :

par une surveillance plus stricte empêchant les femmes de se livrer à un maquillage savant de leurs organes génitaux avant la visite sanitaire;

par l'emploi des moyens actifs, et en particulier des arsénobenzols, dans le traitement des malades, et par l'octroi au Dispensaire d'une salle de repos avec lit pour les femmes indisposées par leur piqûre;

par l'organisation d'un laboratoire bien outillé avec ultra-microscope, installation pour séro-réactions annexés au Dispensaire;

par l'obligation de la visite sanitaire pour les femmes des maisons de rendez-vous et les servantes des débits douteux. En outre, la visite devrait être bi-hebdomadaire pour les femmes atteintes de syphilis récente. On pourrait créer un livret de la prostituée.

Nous signalerons en plus la nécessité de la moralisation de la police des mœurs.

b) Amélioration de l'Infirmerie spéciale de Saint-Lazare.

L'Administration pénitentiaire et le Conseil municipal ajournent indéfiniment toute amélioration sous prétexte que Saint-Lazare doit être démoli. On en parlait en 1843, et le projet menace d'attendre longtemps sa réalisation. L'état lamentable dans lequel se trouvent les services gêne tout travail scientifique et nuit au traitement des malades. Ce gros inconvénient, signalé si souvent par les médecins chefs de service, n'est pallié que par leur apport personnel, et ils ont payé de leurs deniers la plupart des améliorations de clinique ou de laboratoire.

Une question budgétaire semble être à la source de cette inertie. Saint-Lazare est géré par l'Administration pénitentiaire et émarge au budget de l'Etat. Les choses restant telles, le Département de la Seine et la Ville de Paris ne participent pas aux frais.

Quoi qu'il en soit, il serait à désirer que l'Infirmerie spéciale fût nettement distincte de la Prison Saint-Lazare et constituât un « hôpital surveillé » d'où les femmes envoyées par la Préfecture de Police ne sortiraient que sur avis du médecin, mais d'où serait supprimé le régime pénitentiaire. Il serait bon également que des salles distinctes fussent réservées aux prostituées jeunes ou mineures pour les séparer des récidivistes, qui se chargent durant ces loisirs forcés de parfaire leur « éducation ».

En province :

Organisation sérieuse des visites sanitaires et du traitement.

D'une enquête poursuivie par le Docteur Faivre, en 1920, il résulte que dans plus de soixante-dix villes les mesures sanitaires prises vis-à-vis des prostituées sont, à tous égards, insuffisantes. Trop faible est le nombre des femmes soumises au contrôle; déplorables sont, le plus habituellement, les locaux de visite, l'instrumentation et les conditions dans lesquelles cette visite a lieu; mauvaises aussi, trop souvent, les installations hospitalières, et médiocres les soins donnés.

La circulaire du 1ᵉʳ juin 1919, en confiant aux médecins directeurs des bureaux d'hygiène le soin, jusque là dévolu aux commissaires de police, d'organiser et de contrôler la partie médicale du service, a largement ouvert la voie aux améliorations pratiques. Dans plusieurs villes parmi les plus importantes, les municipalités, sous l'inspiration des médecins directeurs des bureaux d'hygiène ou chefs de services annexes, ont apporté des améliorations considérables dans le contrôle sanitaire et le traitement des prostituées. Citons : Bordeaux, Nancy, Rouen, Nantes, Dijon, Besançon, Saint-Etienne, Saint-Nazaire, Marseille et Lyon.

La création du diplôme supérieur d'hygiène à la Faculté de Médecine de Paris, en augmentant les capacités et l'influence des médecins inspecteurs d'hygiène, permettra par ailleurs de faire d'eux des agents actifs pour la direction de la lutte antisyphilitique.

Pour que continue et s'affirme l'amélioration présente, il est désirable que, dès l'installation méthodique des dispensaires de prophylaxie la surveillance médicale et le traitement des prostituées soient dévolus aux médecins hygiénistes.

Enfin, nous ne saurions terminer ce chapitre sur la prostitution sans indiquer que la législation devrait être sévèrement armée contre le troupeau de proxénètes et de souteneurs qui poussent la femme à la prostitution et l'y maintiennent. Si quelque rare fille sortant de Saint-Lazare a des velléités de relèvement, le souteneur a bien vite fait de les détruire par les menaces et les coups, et, ceux-ci, la femme les accepte avec une passivité résignée... ou même en tire vanité!

Il y aurait, en particulier, un intérêt capital à faire tomber les souteneurs sous le coup de la loi, car non content de démoraliser la femme, ils font surveiller leur tribu de racoleuses par des enfants de sept à douze ans qui se trouvent initiés de la sorte aux plus ignobles pratiques.

En outre, ces tristes personnages sont d'ordinaire des syphilitiques et des blennorragiques qui disséminent l'infection, et c'est parmi eux que se recrutent le plus souvent les criminels. En Belgique, la législation est particulièrement sévère à leur égard : tout individu convaincu d'être un souteneur est condamné à la détention en cellule pendant sept ans.

« Cette mesure, racontait au Docteur Queyrat le ministre belge Lejeune, eut pour résultat de faire émigrer à Paris la plupart des souteneurs de Bruxelles! »

Il serait à désirer également que des sanctions pénales fussent prises contre les parents qui prostituent leurs enfants. Aussi révoltante soit-elle, cette pratique n'en existe pas moins, et nous voyons souvent des filles de 15 à 18 ans poussées au ruisseau par leurs parents.

Enfin, et en toute justice, il faut reconnaître que l'égoïsme masculin a sa large part de responsabilité dans la prostitution de certaines femmes. Nombre d'entre elles sont des filles séduites ou abandonnées, et nous partageons entièrement les idées de notre maître, M. Queyrat, sur les responsabilités masculines et sur l'absurde préjugé contre les filles-mères.

Nous croyons, en un mot, que la répression de la prostitution doit surtout viser à tarir le recrutement des prostituées, à préserver, à secourir, à encourager les jeunes ouvrières en chômage, les filles venant de la campagne à Paris, les filles séduites ou abandonnées : en résumé, toutes celles qui, poussées par le besoin ou par de mauvais conseils, risquent de tomber à la prostitution. Mais contre la prostituée elle-même, délestée de tous scrupules, indocile et contaminatrice, véritable « bête fauve », selon l'expression de M. Gougerot, il n'y a rien d'autre à faire qu'à l'empêcher, par une réglementation sévère, mais juste, de nuire à la société.

III. — Lutte contre la prostitution clandestine.

Il est tout naturel que le médecin-chef du Dispensaire y joue son rôle. Il suggérera aux Pouvoirs publics toutes mesures utiles et veillera officieusement à leur application. Il signalera les lacunes et les négligences constatées.

Le médecin-chef du Dispensaire s'occupera de la recherche et du traitement des foyers de contagion par avertissement direct à l'individu contaminateur. Il surveillera attentivement, à ce point de vue, les établissements louches : maisons de rendez-vous, cafés, brasseries.

IV. — Propagande et éducation antivénérienne.

Elle serait avec fruit dirigée par le médecin-chef du Dispensaire. Elle s'adresse aux médecins et au public.

1° *Education antivénérienne des médecins.*

Il est de première importance d'associer le corps médical tout entier à la lutte antivénérienne. La collaboration de tous les praticiens est une condition de succès pour l'œuvre de prophylaxie, et le médecin du Dispensaire saura ne manquer aucune occasion de favoriser cette croisade du corps médical. Nous sommes d'accord avec le Docteur Leredde quand il écrit : « L'efficacité de l'organisation doit faire sentir ses effets à tous les degrés de l'échelle sociale et assurer la répression de l'infection en dehors des dispensaires aussi bien que dans ceux-ci. »

Cette collaboration peut être obtenue avec le concours des organisations professionnelles et ne saurait l'être sans celui-ci. L'œuvre de prophylaxie antivénérienne ne doit pas ignorer ou méconnaître le praticien, comme cela nous semble avoir été fait dans d'autres cas.

« Il s'agit de l'intérêt du pays tout entier et non d'intérêts personnels. Il s'agit d'amener tous les médecins à collaborer à l'œuvre de prophylaxie, d'obtenir que partout, dans les petites villes et les campagnes, le médecin recherche la syphilis et apprenne à la découvrir; d'imposer, par la persuasion, par l'exemple, l'emploi des méthodes actuelles de prophylaxie et de traitement. Il faut faire de tout dispensaire un centre d'action et d'éducation où le praticien conduira les malades qui le préoccupent, où il apprendra l'utilité des méthodes de laboratoire, où il fera traiter les malades qu'il ne traitera pas lui-même. Il s'agit, encore une fois, de faire de tous les médecins de France, non pas des spécialistes, mais des médecins qui pensent à la syphilis, à l'origine des affections chroniques et traitent les malades de manière à prévenir, pour la collectivité, tout accident contagieux et, pour l'individu, toute conséquence éloignée. »

2° *Propagande auprès du public.*

Celle-ci devra être conduite de façon à sauvegarder autant que possible la discrétion nécessaire aux malades. Nous avons déjà signalé l'utilité qu'il y aurait à juxtaposer le Dispensaire de prophylaxie aux bâtiments d'un hôpital ou d'un dispensaire antituberculeux. Il porterait alors le titre de Dispensaire d'hygiène sociale, ou, comme le Dispensaire du Docteur Queyrat, à Cochin : « Dispensaire de Dermatologie et de Prophylaxie ».

La publicité elle-même comporte deux éléments : d'une part, la notion — qui ne saurait être trop répandue — du danger des maladies vénériennes; d'autre part, l'indication de l'établissement où les malades peuvent recevoir les soins nécessaires.

La publicité concernant les dispensaires antivénériens comporte des moyens divers :

a) Tableau indicateur à la porte de l'établissement où a lieu la consultation. Il est désirable que ce tableau mentionne en même temps d'autres consultations. Quant au libellé à adopter, il doit être prudent, surtout dans les villes où les personnes fréquentant la consultation ont plus de chances d'être remarquées. Les termes de « maladies de la peau et des muqueuses », « maladies des femmes », semblent devoir être adoptées de préférence.

b) Affichage dans les hôpitaux et locaux administratifs. La même indication sera utilement reproduite sur des affiches apposées à l'intérieur des hôpitaux, dans les bureaux de bienfaisance et certains locaux administratifs, tels que mairies, bureaux de poste, commissariats de police. Par ailleurs, on ne doit pas se borner à apposer ces affiches dans les villes où la consultation a lieu, mais dans toutes les localités d'où les malades sont susceptibles de venir réclamer des soins.

c) Affichage dans les usines et ateliers et les urinoirs, aux lieu et place des réclames des « spécialistes ». Les indications ainsi données présenteront le double avantage d'attirer l'attention sur l'utilité des soins et de faire savoir aux intéressés où ils pourront les recevoir. Elles conserveront cependant une forme discrète. Le médecin-chef du dispensaire se mettra aussi en rapport avec les inspecteurs du travail, les industriels, les dirigeants de syndicats ouvriers et saura les intéresser à la lutte antivénérienne.

d) Annonces dans les journaux. Ces annonces sont utiles à la condition d'être périodiquement renouvelées; les journaux les insèrent, en général, gratuitement.

e) Adresser aux maires, aux médecins, aux pharmaciens du département, une circulaire les informant du fonctionnement du dispensaire.

Il importe, d'autre part, de répandre la notion du danger des maladies vénériennes. Selon l'expression de M. le Professeur agrégé Gougerot, « il faut agir dans tous les milieux, à toutes les occasions et par tous les moyens ». Le médecin-chef du Dispensaire s'assurera de collaborateurs de bonne volonté pris dans tous les milieux sociaux.

Il trouvera au Musée Pédagogique, 41, rue Gay-Lussac, et au Comité National, 180, boulevard Haussmann, des modèles de conférences, des tracts, des affiches, dont beaucoup sont dus à l'initiative de M. Gougerot. Il pourra utiliser les principaux moyens d'action suivants :

1° Propagande prophylactique générale :

Tracts d'éducation antivénérienne;

Affiches résumées et détaillées concernant les maladies vénériennes;

Conférence pour un public d'hommes ou de femmes;

Modèles d'instruction antivénérienne pour les classes supérieures des lycées, collèges publics ou libres, enseignement post-scolaire, cercles d'études, etc., etc.;

Papillons pour combattre la prostitution clandestine et les réclames charlatanesques;

Affiches de technique prophylactique;

Affiche prophylactique des chambres de prostituées;

Tracts à l'usage des prostituées.

2° Notices de thérapeutique antivénérienne :

Conseils au blennorragique;

Conseils au syphilitique;

Calendrier du traitement;

Tracts à l'usage des ruraux.

Nous espérons avoir, par cette étude, démontré l'importance primordiale du traitement précoce et systématique de la syphilis et les moyens pratiques de le réaliser sur l'ensemble du territoire français. La fréquence des maladies vénériennes, au cours et au lendemain de la guerre mondiale, impose une lutte méthodique et fait aux Pouvoirs publics un devoir absolu d'aboutir au plus tôt à une organisation rationnelle de prophylaxie et de traitement.

Il serait scandaleux qu'une question d'économie mal comprise retardât la réalisation de cette œuvre, et, comme le dit le Docteur Queyrat, « la dépense apparente serait non seulement une économie, mais une source de revenus. En effet, avec la bonne organisation des dispensaires de vénéréologie et leur fonctionnement actif, on arrivera à un traitement très efficace de la syphilis et de la blennorragie, on parviendra à guérir rapidement, dans nombre de cas, l'une et l'autre, et, d'autre part, à les éviter, par une intelligente prophylaxie. A côté de l'économie alors réalisée au point de vue des journées d'hôpital, il y aura aussi la plus-value résultant du supplément considérable des journées de travail, il y aura encore la plus-value résultant de la durée plus longue de l'existence humaine, de la mortalité diminuée et de la natalité accrue. »

Dans cette question d'avenir national, il faut voir loin et haut. La France est déjà menacée par le faible chiffre de sa population de tomber au rang d'une puissance secondaire. Les terribles fléaux modernes : la tuberculose, l'alcoolisme, la syphilis, auraient tôt fait d'amener cette chute si des mesures efficaces de salut national ne sont pas prises en temps opportun.

Avant la guerre, un universitaire américain appelait la France « *the dying nation* » : la nation qui se meurt! La formidable épreuve dont nous sortons vainqueurs a révélé au monde les réserves d'intelligence, de vitalité et d'énergie de notre race. Il nous faut maintenant gagner la paix, et la santé physique de la nation est un des principaux éléments de victoire. Pour atteindre le but, se place au premier rang la lutte contre le mal qui vide les berceaux et peuple les asiles : la syphilis, stérilisatrice des races. A nous d'y pourvoir, il y va de l'avenir et de la grandeur de la France.

CONCLUSIONS

——✳——

I. — La recrudescence de la syphilis pendant et après la guerre mondiale impose l'institution de moyens de prophylaxie et de traitement rapides et efficaces.

II. — La création systématique, sur toute l'étendue du territoire français, de dispensaires antivénériens permet seule d'espérer atteindre ce but. Ces dispensaires devront être installés dans toutes les villes de quelque importance, être dirigés par des médecins compétents, nommés au concours et possédant le matériel, les locaux et les crédits convenables pour donner les soins dans les conditions les meilleures.

III. — Ces dispensaires auront pour but essentiel le traitement des vénériens. Mais on réunira avec fruit, sous l'autorité unique du médecin-chef du Dispensaire, les attributions suivantes :

Traitement et surveillance du traitement anti-vénérien;

Surveillance médicale et traitement des prostituées;

Recherche et traitement des foyers de contagion;

Education des médecins et propagande auprès du public.

——✳——

BIBLIOGRAPHIE

——*——

AUDRAIN (de Caen). — Lutte contre la syphilis en province. *Journal des Praticiens*, 1920, p. 438.

Annales des Maladies vénériennes, 1913. — Déclaration obligatoire de la syphilis dans les pays scandinaves, p. 841.

BERNARD (Prof. Léon). — Le diplôme supérieur d'hygiène à la Faculté de Médecine de Paris. *Presse Médicale*, 9 juillet 1921.

BIZARD. — *Les Maladies vénériennes*, 1 vol. Paris 1917.

BUTTE. — *Annales des Maladies vénériennes :* La surveillance médicale de la prostitution à Paris, 1913. — Dispensaires de salubrité (Société de prophylaxie, 1904). — Dispensaires et consultations (Société de prophylaxie, 1906). — Surveillance médicale des prostituées (Société de prophylaxie, 1909).

CARLES (de Lyon). — Réflexions prophylactiques ou médicales, A. M. V., 1918. — Prophylaxie d'après-guerre, *Paris Médical*, 1919.

COUVELAIRE (Prof.). — Dispensaire antisyphilitique annexé à la Maternité de Baudelocque, *Presse Médicale*, 10 juillet 1920 et 4 juin 1921. — La mortinatalité, *Presse Médicale*, 19 novembre 1921.

EMERY. — Dispensaires et consultations, Société de Prophylaxie, 1906. — Traitement ambulatoire de la syphilis, Société de Prophylaxie, 1907.

EMERY et MORIN. — *Les moyens d'éviter les accidents dus aux arsénobenzènes. — Le traitement actuel de la syphilis*, J.-B. Baillière, 1921.

FOURNIER (Prof.). — Dispensaires vénéréologiques, Société de Prophylaxie, 1903 et 1904.

FIAUX. — *La Police des Mœurs.* Alcan, 1921.

FIESSINGER (Ch.). — La Police des Mœurs, *Journal des Praticiens*, 1921.

FERNET. — *Hérédo-syphilis et syphilis héréditaire tardive*, tome XX, *in Traité Sergent-Ribadeau-Dumas*.

FAIVRE. — *Rapport sur la lutte antivénérienne dans la population civile*, 1920.

GOUGEROT (Prof. agrégé). — Calendrier de traitement des syphilitiques, *Journal des Praticiens*, 1919. — De la collaboration des médecins dans la lutte antivénérienne, *Journal des Praticiens*, 26 juillet 1919. — *Organisation et perfectionnement des dispensaires antivénériens* (Rapport à la Commission des Maladies vénériennes, 1920. — *Programme de lutte antivénérienne* (Rapport au Congrès interallié d'Hygiène sociale, 1919).

HELME. — Ce qu'on a fait pour enrayer les progrès de la syphilis, *Annales des Maladies vénériennes*, 1917.

HUDELO. — Consultations du soir à l'Hôpital Cochin, Société de Prophylaxie, 1906. — La diversité actuelle des traitements de la syphilis, *Paris Médical*, mai 1917.

JEANSELME (Prof.). — Les grandes étapes de la syphiligraphie française, *Presse Médicale*, 4 sept. 1919.

LEREDDE. — Le recrutement des médecins-chefs de dispensaire antisyphilitique. — L'organisation de la lutte contre la syphilis à Paris. — Rapport sur la création de dispensaires antisyphilitiques autonomes à Paris. Sous-Commission de la Syphilis, 1920.

LÉVY-BING et GERBAY. — Le sulfarsénol, *Annales Mal. vénériennes*, 1919. — Le sulfarsénol en injections intramusculaires, *Annales des Mal. vénériennes*, janvier 1920.

LE FUR. — Dispensaires vénéréologiques, Société de Prophylaxie, 1905.

LACAPÈRE et LAURENT. — Traitement de la syphilis.

LAUMONNIER. — Thérapeutique sociale de la syphilis, *Bulletin général de Thérapeutique*, 1915.

MALVOZ. — La lutte sociale contre la syphilis, 14ᵉ Congrès français de médecine, 1920.

MILIAN. — Les dispensaires antisyphilitiques des hôpitaux de Paris, Rapport, 1920.

MINISTRE DE L'INTÉRIEUR. — Circulaire n° 57 relative au traitement des vénériens, 5 juin 1917. — Circulaire n° 71, relative au traitement des vénériens, 20 mai 1919.

POLITZER. — La syphilis dans ses rapports avec quelques problèmes sociaux, *Annales des Mal. vénériennes*, 1917.

PINARD (Dʳ Marcel). — Méthodes thérapeutiques à appliquer pour soigner les syphilitiques, Rapport à la Commission de Prophylaxie, 1921. — Organisation des dispensaires en province, *idem*, 1921.

PAUTRIER. — Carnet de traitement pour syphilitiques, *Presse Médicale*, 1918.

QUEYRAT. — *La démoralisation de l'idée sexuelle*, Rueff, 1905. — Le chancre syphilitique et ses variétés, *Annales des Mal. vénériennes*, 1906. — Cas d'auto-inoculation du chancre syphilitique, *idem*, 1907. — Hygiène et traitement local de la syphilis, *idem*, 1907. — Rapport sur l'organisation des services annexes, le recrutement, l'instruction et la nomination du personnel, 1920. — Organisation thérapeutique de la lutte contre la syphilis, *Progrès Médical*, 28 août 1920.

RAZOMOWSKI. — Moyen de combattre la syphilis dans les villes, *Annales de Mal. vénériennes*, 1914.

Revue Internationale d'Hygiène publique, mai-juin 1921 : L'organisation des dispensaires.

SIMON (D' Clément). — *Syphilis*, in Tome XIX *Traité Sergent-Ribadeau-Dumas*. — Quelques réflexions sur la thérapeutique actuelle de la syphilis, *Journal de Médecine et Chirurgie pratique*, mars 1919.

SABOURAUD. — Urgence du diagnostic précoce du chancre induré, *Presse Médicale*, 17 avril 1920.

Société de Dermatologie. — Le mariage des syphilitiques. Discussion du 25 novembre 1920 sur le rapport de MM. Queyrat, Hudelo, Gastou, Clément-Simon.

Sous-Commission de la syphilis. — Organisation des dispensaires : Propositions adoptées, 1920.

VERCHÈRE. — Le dispensaire de Saint-Lazare, Société de prophylaxie, 1906.

Vie Médicale 1921. — Ce qu'on fait à l'étranger pour lutter contre la syphilis.

www.ingramcontent.com/pod-product-compliance
Ingram Content Group UK Ltd.
Pitfield, Milton Keynes, MK11 3LW, UK
UKHW022134070726
13613UKWH00003B/1350